AF460342

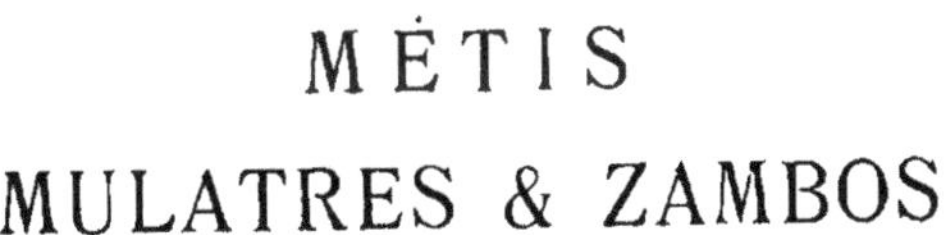

MÉTIS
MULATRES & ZAMBOS

ÉTUDE

SUR LES

CROISEMENTS HUMAINS

Conférence par le Dr SOGOLO

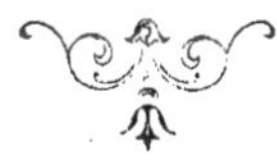

CHARTRES
IMPRIMERIE DE L'UNION AGRICOLE
25, Place des Halles, 25

1898

MÉTIS, MULATRES & ZAMBOS

ÉTUDE

SUR LES

CROISEMENTS HUMAINS

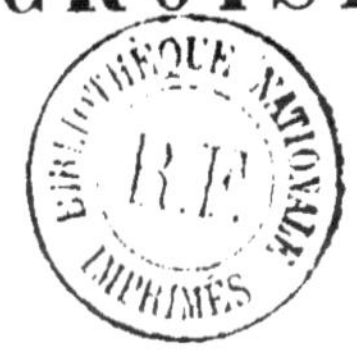

Conférence par le Dr SOGOLO

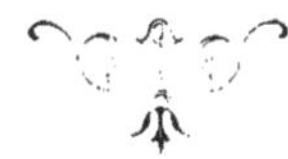

CHARTRES
IMPRIMERIE DE L'UNION AGRICOLE
25, Place des Halles, 25

1898

MÉTIS, MULATRES ET ZAMBOS

ÉTUDE

SUR LES

CROISEMENTS HUMAINS

Conférence par le Dr SOGOLO

MESSIEURS,

Toutes les fois qu'il s'agit de nomenclature, on est sûr de me voir surgir. (*Rires et bravos.*)

Les mots, fort souvent employés, de *Métis* et de *Mulâtre*, ont fini par acquérir une importance très inégale, très injustement inégale.

« Mulâtre » a continué de signifier le produit formé par les croisements entre Européens et Négroïdes ; tandis que « Métis » s'est élevé à une désignation générique de tous les produits entre races quelconques.

En principe, cependant, *Métis* ne doit correspondre qu'aux croisements entre Européens et Américains ; de sorte que le Métis est analogue au Mulâtre. Il est, si l'on veut, le terme complémentaire, et voici comment :

Quand on parle des **Européens**, il faut entendre, en ethnologie générale, les hommes également éloignés des types extrêmes que l'on rencontre sur toute la surface du globe terrestre.

De ces hommes, si ondoyants et divers, si polymorphes, les uns ont une tendance aux cheveux durs, gros et roides, criniformes et dressés... en même temps qu'à la peau jaune ou rouge. Nous les appellerons abréviativement du nom de « Mongoloïdes », sans y mettre le moindre esprit doctrinal.

Par contre, nous appellerons « Négroïdes » les types à cheveux crépus, laniformes, associés à une peau noirâtre, en même temps qu'à des extrémités grossières, spatulées... à des lèvres épaisses ; à des oreilles canailles; à un nez camard, épaté, élargi, etc.

Or, les vrais Blancs, Caucasiques, Aryanoïdes, Hindo-Germains, Iranoceltiques... peu importe (!) ne sont ni des pointus à lèvres minces, ni des patauds lippus. Leurs cheveux sont lisses, quand on les compare aux toisons des Nègres, et bouclés et souples, quand on les compare aux poils sétiformes des Mongoloïdes...

Cette chevelure « euplocame » n'est positivement pas plus rapprochée de l'*ithycome* que de la *lophocome*, et c'est par erreur que Hœckel a voulu établir la division dichotomique primordiale en *Liotriches* et *Oulotriches*. Ces systèmes par antithèses sont provisoires tout comme le Long et le Large, le Dolicho et le Braky-céphale. S'il y a un Prototype, il est probablement en état de zéro (0) entre les variations (+) et les (—).

Au reste, c'est dans la race blanche que l'on rencontre le plus d'*eumétrie*, d'*orthoïdisme* et de *mésaticéphalie*, suivant la conception de Robur Lanão. C'est, comme vous le savez, son fameux Trigramme messianique, sa Religion Euclidienne !

§. — Mon but, dans cette conférence, serait de vous montrer que :

1° Le prototype spécifique a formé des races secondaires en se croisant avec l'un et l'autre extrême ;

2° Que c'est là, au bas mot, l'œuvre du *mulâtrage* et du *métissage* ;

3° Que le croisement entre les types extrêmes, mongoloïdes et négroïdes, est voisin de l'hybridation zoologique ;

4° Que l'histoire et l'ethnographie donnent sur ces faits des lumières extrêmement remarquables.

I. — Mais ne vous laissez pas effrayer, Messieurs, par ce vaste programme quaternitaire. Nous ne le suivrons pas, ou plutôt nous le suivrons sans le développer.

Je ne suis pas assez biologiste pour établir devant vous la possibilité des races provenant du croisement. Je veux seulement vous dire que beaucoup de races célèbres ne sont, chez l'homme et chez les animaux domestiques, que des ensembles à faciès composites et par conséquent des types secondaires. Je ne discuterai donc pas ici la valeur du *criterium* accepté par l'Ecole polygéniste, savoir : « Que chaque groupe morphologique homogène est une race primitive ». — Toute biologie à part, ce raisonnement ne vaut rien du tout, puisque nous ne connaissons pas l'origine des formes vivantes, bien moins encore en nous plaçant au point de vue polygéniste !

Quand il s'agit de l'espèce humaine, nous sommes encore bien plus invités à la modestie : car aucun *peuple* n'apparaît dans l'histoire à l'état de **Race...** Nous nous contenterons, dès lors, de distinguer les races, non pas en races *pures* et *croisées* (?) — ce serait provoquer des disputes d'École — mais bien en races à caractères harmoniques et à caractères dysharmoniques ou *entre-croisés*.

« Cet « entrecroisement » est un barbarisme lexicologique, mais il a l'avantage de remplacer un problème à peu près insoluble par un exposé objectif des réalités les plus intéressantes de l'Ethnographie humaine. C'est moins transcendant, mais c'est plus efficace. *(Applaudissements.)*

II. — Puisque vous êtes si bien disposés, permettez-moi de définir, sans plus de préambule, le *mulâtrage* et le *métissage*, de façon à éviter de froisser les susceptibilités de n'importe qui.

Les mots terminés par le suffixe « age » ne font nullement allusion à l'action de faire, de fabriquer quoique ce soit. Le mot latin *agere* n'y est pour rien : le labourage est l'action de labourer, le hersage est l'action de herser..., etc. Oui. Mais le *borage* n'est pas l'action de *borer*, le *pelage* n'est pas l'action de *peler*, le *rivage* n'est pas l'action de *river*... et l'*âge* n'est pas l'action d'*aer* ! *(Rires bruyants.)*

Le suffixe *age* est un vrai suffixe analogue au suffixe latin *aticum* et non un mot entrant en composition. On a pu s'y tromper souvent, faire des étymologies de calembour, comme ce fut longtemps la mode ; mais nous pouvons en toute sécurité soutenir que le métissage n'est pas l'action de faire des métis, pas plus que le mulâtrage n'est l'action de faire des mulâtres. C'est donc par une routine invétérée que j'ai (plus haut) parlé de l'œuvre du métissage, de l'œuvre du mulâtrage.

J'aurais dû m'exprimer plus simplement en disant :

1° Métissage, entrecroisement plus ou moins manifeste des caractères aryanoïdes avec les mongoloïdes ;

2° Mulâtrage, entrecroisement des caractères aryanonégroïdes.

§. — Les médecins qui m'écoutent vont probablement songer en eux-mêmes que je me cantonne dans l'étude des *symptômes* et que je renonce de parti-pris à l'étude des *causes* ? « Ces entrecroisements morphologiques, allez-vous ajouter, sont en dernière analyse la conséquence des unions sexuelles antérieures entre les Blancs et les Jaunes, entre les Blancs et les Noirs. Cette fois-ci, il n'y a pas de doute, puisque nous connaissons séparément au moins les trois grands types humains ci-dessus. »

Oui, Messieurs, je sais bien que notre esprit a de la peine à se défendre de cette étiologie élémentaire. En d'autres termes, si vous voulez, nous remontons spontanément du métissage et du mulâtrage *physionomiques* au métissage et au mulâtrage *physiologiques*. Dire à quelqu'un qu'il a du chinois, de l'algonquin, du polynésien... est une phrase elliptique qui donne à entendre que nous lui trouvons tels traits accusant une promiscuité ancestrale telle ou telle. Mais c'est volontairement que j'observe une gradation en tout ceci. Vous allez le comprendre tout de suite, dès que je vais aborder le troisième paragraphe de cette conférence, je veux dire les *Zambos* ou *Zambaïgos*.

III. — On doit désigner, sous ce vocable, les produits effectifs du croisement entre Mongoloïdes et Négroïdes.

Cette nouvelle question est bien différente du métissage ou du mulâtrage. Car, si nous cherchons à faire sur l'origine des trois principaux types humains, une hypothèse vraisemblable, nous serons conduits à prendre pour point de départ l'Aryanoïde équidistant des deux autres. Bref : la variation *bilatérale*, si toutefois il y a eu variation, est plus intelligible que l'*unilatérale* partant du nègre pour aboutir au peau-rouge ou réciproquement. C'est, au reste, ce qui a guidé inconsciemment Robur Lanão dans sa notation algébrique du triple zéro.

Cette conception étant acceptée, ne fût-ce que provisoirement, vous voyez que le métissage ou le mulâtrage du prototype aryanoïde serait historiquement antérieur aux croisements physiologiques, puisque les deux types extrêmes, Mongoloïde et Négroïde, se seraient peu à peu différenciés en partant du groupe *nodal*.

A ce compte, on peut dire que les croisements effectifs entre jaunes et blancs tendent à reproduire à peu près telle ou telle phase du processus qui a engendré le jaune ; de même pour les croisements entre noirs et blancs. La vraie étymologie des mots en *age* est ainsi justifiée : Car le suffixe *aticum* est cumulatif et peint parfaitement l'accentuation progressive des premiers types amorcés, soit dans un sens, soit dans l'autre.

§. — Faisons parler toutes les objections possibles. Vous me direz donc, je suppose, que mon système doit également s'appliquer aux croisements entre Mongoloïdes et Négroïdes, de façon à reconstituer à peu près le prototype par neutralisation des (+) et des (—).

Par neutralisation, oui. Mais la neutralisation n'est guère probable ici, à cause de l'antithèse extrême des Mongoloïdes et des Négroïdes.

Entre les Aryanoïdes (000) et l'un ou l'autre des types (+ + +) ou (— — —) le croisement est facile, fécond, normal, peut-on dire. Il y a voisinage, il y a affinité naturelle. Mais entre (+ + +) et (— — —) il y a répulsion. Bref: les Zambaïgos sont presque des Hybrides.

Vous savez, Messieurs, que beaucoup de naturalistes pensent que la fécondation ne se produit que dans la zône *optima* d'une certaine différenciation des facteurs sexuels: Trop de ressemblance, comme cela se voit lors des unions en proche parenté, amène ou tend à amener une neutralisation hermaphroditique. Trop de dissemblance, comme cela se voit chez les espèces distinctes du même genre amène ou tend à amener l'avortement des éléments reproducteurs, surtout chez le mâle.

Tant que le (000) d'une espèce continue d'exister, les types extrêmes (+ + +) et (— — —) sont en quelque sorte maintenus dans l'orbite d'une différenciation modérée.

Mais si le type nodal s'éteint et que le croisement de chacun des extrêmes avec ce terme médiateur disparaisse, il est probable que (+ + +) et (— — —) se transformeront en espèces qualifiées.

En tout cas, les Zambaïgos sont manifestement plus artificiels que les Métis ou les Mulâtres. Ils ne sont pas encore stériles *inter se*, mais les mâles tournent facilement aux perversions génitales, sans parler de leur laideur matérielle et morale, de leur férocité extraordinaire qui a fait dire : Dieu a créé l'Indien et le Nègre, mais c'est le Diable qui a produit le Zambo ! Ajoutons que *Zambaïgo* dérive en effet de *Zambo* qui désigne proprement un animal sauvage et dangereux.

Pour ne pas me répéter dans les descriptions, je vais immédiatement passer à la quatrième partie de cette conférence. Au fond, c'est le point capital.

IV. — Je prendrai les croisements humains, non pas dans l'ordre chronologique où ils ont dû se produire, parce que nous aurions trop d'hypothèses à accumuler, et que, d'autre part, il vaut mieux aller du simple au composé, des bons croisements aux plus mauvais. Nous commencerons donc par les mulâtrages et nous finirons par les *Zambaïgages*, si vous voulez bien autoriser ce néologisme commode.

§. — **MULATRAGES.** — Lorsque les Aryas pénétrèrent dans l'Hindoustan, ils y rencontrèrent une ou plusieurs populations négroïdes avec lesquelles ils se gardèrent tout d'abord de contracter alliance. Mais tout porte à croire que les Lois du « protectionnisme éthnique » furent assez souvent violées pour donner naissance à ces misérables *Parias* que l'on s'accorde à identifier avec les Bohémiens les plus caractérisés. Les Zingari, Tsiganes, Gitanos..., etc., sont en effet aryas par le langage et plus ou moins nigritisés, tantôt par les cheveux, tantôt par le nez et la bouche, tantôt par la couleur...

Le *Prâkrit* qui est leur idiome primordial est au *Sanscrit* à peu près ce que le créole est au français grammatical. Leur Tarot et leur musique sont parfaitement en rapport avec le reste de leur ethnographie, ou plutôt c'est presque toute leur ethnographie : car, ainsi que le vicomte Braleda l'a bien compris, les *Arcanes* mineurs correspondent aux quatre castes hindoues, tandis que les Arcanes majeurs correspondent à toute la vie du

Bohémien. Les Rythmes étranges des ***Lassan*** et des *Frischka* accusent le passage du négroïde et s'associent à une conception musicale franchement aryaque pour la mélodie et l'harmonie.

Mais une question plus précise peut se poser au sujet même du degré de mulâtrage qui a engendré la **Race brune** des aryo-négroïdes.

Qu'est-ce que la « Caste hindoue », en termes anthropologiques ?

Pourquoi y en a-t-il quatre ?

Pourquoi la cinquième est-elle, comme le cinquième quartier de la boucherie, une sorte de rebut ?

§. — Nous ne pouvons faire là-dessus que des hypothèses... Mais si ces hypothèses sont convergentes, elles tireront de leur solidarité une grande force.

Dans tous les pays de castes, c'est la *couleur* qui décide ; et par couleur il faut entendre : indice de croisement ou bien quotité de sang noble ou ignoble. Au delà d'un certain chiffre, les gens sont hors-caste.

Il est facile de comprendre que le mulâtre demi-sang peut retourner tout près du blanc ou tout près du noir, par des séries analogues de re-croisements :

$$1/2 \quad 3/4 \quad 7/8 \quad \frac{15}{16} \quad \text{etc...}$$

La formule générale serait :

$$y = \frac{2^x - 1}{2^x} = 1 - \frac{1}{2^x}$$

Les retours *saltatras*, par saut en arrière, vers le nègre, étant immédiatement déconsidérés ou même empêchés par la destruction impitoyable des vaincus ; on peut admettre que le législateur Manou n'eut à se préoccuper que des castes légèrement mulâtrées. Car les blancs les plus purs étaient de droit en tête de toutes les castes, sous le nom de Brahmanes, lettrés, intellectuels, savants... etc. Et les mulâtres 1/2 sang commençaient la liste des déclassés. Donc, il n'y avait d'acceptable que les $\frac{15}{16}$, les $\frac{7}{8}$ et les $\frac{3}{4}$ sang.

En d'autres termes : la tache ou noirceur originelle diluée au $\frac{1}{16}$ donne la *Kchattrya ;* au $\frac{1}{8}$, le *Vaïssia ;* au $\frac{1}{4}$, le *Soudra.*

Cette division est nécessairement mathématique, au moins dans l'esprit du législateur. Elle est officielle et formelle, comme les *puissances* entières de la fraction 1/2. Car $\left[1 - \frac{1}{2^x}\right] = 1$ pour $x = \infty$, c'est-à-dire que la *toute-puissance* des Dieux aboutit à Brahma lui-même. Les prêtres hindous se rapprochent de la Divinité par la progression insensible qui s'étend jusqu'au *vaïssia* $\frac{15}{16}$ de sang. Mais, à partir de là, une discontinuité de plus en plus sensible se manifeste : $\frac{7}{8}$ est plus loin de $\frac{15}{16}$, que $\frac{15}{16}$ de 1 ; $\frac{3}{4}$ est encore plus loin. Enfin 1/2 ne manifeste plus de tendance décisive vers tel ou tel extrême. Le mulâtre est *inclassable !*

§. — Plusieurs enseignements ressortent de cette conception arithmologique : La « Race brune », acceptée un instant comme race propre de l'humanité, ne mérite pas ce nom ; c'est-à-dire qu'il n'y a pas de race brune primordiale. Au reste, les races primordiales ne sont jamais *humaines*, dans l'idée sociologique des anciens peuples: les vrais Blancs sont les Dieux olympiens des populations aryennes; les vrais Jaunes sont les Dieux de l'Empire céleste chez les *Adamites*. Nous y reviendrons. — Quant aux vrais Noirs, ils font toujours l'effet des Démons dans toutes les mythologies supérieures. A ce compte, rien n'est plus juste que de soutenir que le Tarot est d'origine et de tendance diaboliques: Les Arcanes *mineurs*, actuellement connus sous les noms de Cœur, Carreau, Trèfle et Pique sont pour le Bohémien un groupe banal, un système tétralogique et *giorgio*, dont il ne s'occupe que très peu. Le vrai Tarot se compose des arcanes lugubres, fantastiques, mystérieux... des *arcanes majeurs!* Nos jeux de cartes ont éliminé les tarots véritables. Nous sommes revenus aux quatre castes de Manou. Nous sommes des Giorgio !!! — Les *Rommy* nous rendent la pareille.

§. — **MÉTISSAGES.** — J'ai dit que les Métis sont analogues aux Mulâtres et qu'on n'aurait pas dû étendre ce terme jusqu'à signifier le produit d'un croisement quelconque entre deux races quelconques.

Toutefois il faut éviter de tomber d'un excès dans l'autre, en réservant le mot métis pour les croisements *Hispano-américains*.

Les espagnols ne sont pas les seuls représentants de la race blanche; les américains de la race dite *rouge* sont évidemment apparentés avec les Mongols qualifiés *jaunes*.

Au fait: cela me fait penser à vous dire que les Négroïdes, eux aussi, sont « dimorphes », et peut-être trimorphes ?

Oui, certes ! De même que le terme « Aryo-négroïde »

reste un peu vague au sujet du sous-type arya qui s'est mulâtré, avec un nègre *ériocome* ou *lophocome*; de même le terme « Aryo-mongoloïde » ou *Métis* correspond vaguement à toutes les populations plus ou moins analogues aux Hispano-américains ci-dessus nommés.

Dans l'ordre morphologique et physiologique, nous avons d'abord les Métis hispano-chinois ou sino-espagnols, surnommés *Tornas atras*, quoique cette désignation soit assez arbitraire et absolument synonyme de *Saltatras*. (Salto atras & rückschlag sont identiques à saut en arrière.)

§. — Si les Bohémiens sont les plus célèbres des aryo-négroïdes, on peut dire que les Adamites sont les plus fameux des aryo-mongoloïdes. Ce sont à proprement parler des métis *Sino-aryaques*.

Les anthropologistes ont accepté la race brune ou noirâtre, mais ils n'ont pas songé à distinguer une race jaunâtre. Pour eux, les Blancs comprennent les Aryas, les Sémites et beaucoup d'allophyles plus ou moins mal définis. C'est là une lacune. Il suffit, au reste, de lire la Bible des Hébreux et de l'interpréter dans un sens tout direct, pour découvrir que les Beni-Israël sont les mêmes que les Abrahamides, que ceux-ci sont des Térachides, des Arphaxides, des Sémites, des Noachides, des Schétites, et pour tout dire, des Adamites sans imaginer que Adam soit le primogéniteur de l'Espèce humaine tout entière! La race des Adamites est assez récente, puisqu'elle ne remonte qu'à 2.300 ans avant l'ère chrétienne. Elle est d'origine composite, puisque, à chaque instant elle reproduit ataviquement les types les plus divers.

Tout surnaturel étant mis de côté, il est clair que

Adam et Eve engendrant *Caïn*, *Abel* et *Schèth*, sont dénoncés comme ethnologiquement impurs au plus haut degré.

Caïn est évidemment le résultat d'une réversion brusque au négroïde, Abel est un aryanoïde ; et si le troisième fils Schèth a été considéré comme le vrai continuateur des Adamites, c'est parce que le fusionnement sino-aryaque se maintient *à peu près* dans sa descendance... Je dis : « à peu près ? Car **Henoch** ou plutôt les **Hénochides** correspondent à une réversion brusque vers le type chinois : « Hénoch marcha avec Dieu, et il disparut parce que Dieu l'enleva ».

Dieu n'est autre chose ici que **Yao**, le souverain Seigneur du Céleste Empire. Il enleva Hénoch, après que celui-ci eût engendré Mathusala (descendance correcte) et d'autres enfants à physionomie jaune, dont le type devait être soigneusement éliminé pour conserver exactement la race sino-ariaque.

§. — Ce n'est pas ici le lieu d'examiner les raisons du divin Yao ; mais, de même que Manou avait décrété le régime de la sélection la plus sévère pour maintenir distinctes les castes octavones, quarterones et mulâtresses ; Yao, de même, se proposa de fixer la race métisse des Adamites.

Si Yao eût été le Dieu métaphysique omniscient et omnipotent, il eût empêché le retour offensif des Caïnites négroïdes, la corruption des hommes, et se fût évité les ennuis de l'émigration diluvienne des Noachides...

Mais, pour abréger, remarquons tout de suite que Noé n'était pas beaucoup plus fixé (ethnologiquement) que tous ses prédécesseurs, puisque Caïn reparaît dans

Cham, Abel dans Yaphet et heureusement aussi Seth dans Sem.

L'œuvre sélective continuant dans les Térachites, les Abrahamides et Isaachides, il arrive un moment où le Céleste éleveur n'a plus à combattre que l'atavisme négroïde dont Esaü ou Edom *semble* la dernière poussée. Mais une race métisse, Messieurs, est probablement plus instable qu'une race mulâtresse ! De fait les Bohémiens ont pu se répandre par toute la terre, sans se gâter au contact des Giorgio, tandis que les Israélites ont fini par s'infecter de Chananeïsme sans pouvoir s'en débarrasser, sans pouvoir (surtout) nous en débarrasser nous-mêmes... Et ce n'est pas le côté le plus drôle de notre sociologie contemporaine ! *(Bravos répétés)*.

§. — **ZAMBAÏGAGES.** — Ce sont les croisements américano-négroïdes et analogues.

Après les Zambos proprement dits, nous avons donc à parler des Australoïdes.

L'espèce de contradiction qui se rencontre dans ce type a éveillé l'attention des monogénistes. Ils ont pensé que la race australienne n'a rien de nouveau, sinon la coexistence de cheveux criniformes (Mongoloïdes) et d'un faciés hautement Négroïde. On est habitué à rapporter harmoniquement ces caractères aux types respectifs du Chinois et du Papou. Leur assemblage dissonant dénonce donc une race secondaire ou hybride. Les Australiens sont des *Sino-papouas*. Voilà tout. Il en est de même des Malayo-polynésiens. Les Zambaïgos, du nouveau continent, n'ont guère plus d'intérêt pour nous que les Australiens... Ces gens-là n'ont pas d'histoire ou du moins nous n'en savons rien.

Il n'en est pas de même des **Chamites** de la Bible. C'est donc de ces peuples que nous allons parler.

§ — Une première remarque importante est celle-ci, savoir : que les Chamites étant des Noachides, devraient être des Adamites, au même titre que les Hébreux? Mais il y a un scandale originel que nous connaissons tous, sans savoir au juste en quoi il a consisté. Je serai décent dans mes explications. (Rires nombreux).

Les Adamites Sino-aryaques ne sont pas les fils aînés d'Yao; ou plutôt Yao, n'est pas le premier ni le seul qui ait engendré des bâtards... Les *Elohim* avaient connu le harem noir, et il en était résulté une population de Zambaïgos, devenus très populaires, sous le nom mythologique d'**anges rebelles**. Satan et les Satanides sont donc antérieurs à Adam et aux Adamites. Quant aux Elohim, il est assez facile de se les représenter sous les traits d'une corporation de Mandarins. (Rires.)

Continuons ce roman beaucoup moins invraisemblable que la prétendue Révélation Judéo-chrétienne.

La race Sino-négroïde, jalouse de la race Sino-aryaque, entreprend la perte de celle-ci: Satan séduit Eve, en lui conseillant de toucher à cet arbre mystérieux, dont les botanistes n'ont pu jamais déterminer l'essence... Cela se comprend, puisqu'il s'agit ici de l'arbre *généalogique* des Syno-aryaques. *(Rires bruyants.)*

Une difficulté autrement sérieuse, à mon point de vue, c'est que les Caïnites sont des *Barcinos*, au lieu d'être des *Zambaïgos*.

Eve étant en effet une sino-aryaque, d'après l'hypothèse, et Satan un sino-négroïde, il faut noter physiologiquement Caïn comme un sino-aryo-négroïde, 1/2 sang jaune, 1/4 sang blanc, 1/4 sang noir.

Mais dans ces triples associations, il peut se faire qu'il y ait prédominance d'un type inattendu. L'élément nouveau est ici le négroïde, et l'on sait que sa prépondérance n'a rien d'improbable. Au reste Caïn, après son crime, s'est de plus en plus négritisé, de sorte qu'il est permis de supposer que les Caïnites antédiluviens à la veille même du déluge, avaient éliminé l'élément arya, et se retrouvaient être des sino-négroïdes identiques aux Satanides initiaux.

Même histoire à propos de Cham et des Chamites, de Kanaan et des Kananéens.

Nous voilà donc enfin arrivés, Messieurs, au chapitre le plus intéressant de toute cette conférence. *(Bravo ! Bravo !)*

§. — Il y a une grande ressemblance entre la Race brune aryo-négroïde de l'Hindoustan et la Race sino-négroïde des Chamites de la Bible.

1° Les Misraïm égyptiens correspondent évidemment aux *Bramines* de cette grande famille ;

2° Les Kouschites nemrodiens en sont les *Kchattryas* guerriers ;

3° Les descendants de Phuth sont plus problématiques... Mais la tradition est qu'ils se confondent avec les Kabyles et autres Berbères... *vaissïas* (par comparaison.)

4° Enfin les Kananéens dont la malédiction fait simultanément des *Soudras* et des *Parias*, des esclaves impurs !...

Il serait plus difficile de poser en principe que les peuples de Cham présentaient respectivement les mêmes quotités de sang nègre que les castes de l'Inde ? Cependant Misraïm et Chus paraissent bien plus près des Chinois ; Phuth et Kénaan semblent au contraire peu au-dessus des demi-sang noir. Passons donc sur cette difficulté et recueillons sur les Kénanéens tout ce que nous pouvons recueillir.

§. — Ce dernier enfant de Cham, en dépit de tout, réussit à avoir une postérité fort nombreuse et fort vivace : onze tribus sortirent de lui et prirent si bien racine sur le sol de la Palestine, que les Beni-Israël finirent, eux, en dépit des bénédictions de Yao, par une Chananéisation déplorable qui amena leur perte !!!

Je ne suis point venu ici, Messieurs, pour faire de la polémique religieuse ; mais il est pourtant nécessaire que j'insiste sur un triste exemple des croisements humains... (*Mouvement.*)

Quel que soit le genre d'inspiration que l'on veuille accorder au Livre de Josué, on reconnaîtra sans peine que la conduite recommandée aux Hébreux, après la victoire, est le fruit d'une idée hautement inspirée. S'installer en Chanaan sans avoir exterminé, jusqu'au dernier, les individus de la race autochthone, c'était rendre la conquête inutile et même funeste. Je me place au point de vue exact : *to be or not to be !*

Les Terachites, selon la légende, étaient sortis d'Ur-Kasdim pour réaliser cette **ségrégation** indispensable au maintien de la Race sino-aryaque. Car il n'y a rien de plus fatal à une race métisse que les nouveaux croisements. Abraham, Isaac et Jacob ne s'étaient conservés purs que par des miracles d'équilibre... Peut-être que l'émigration en Egypte, en dehors de la question de ravitaillement, avait, elle aussi, pour but de soustraire les Enfants de Jacob à la Chananéisation imminente ?

Quoi qu'il en soit, les Hébreux ne devaient pas revenir du Pays des Pharaons dans la Terre Promise pour y perdre le bénéfice d'une sélection laborieuse continuée pendant près de mille ans! Cela eut été, pardonnez-moi l'expression triviale, changer son cheval borgne contre un aveugle! *(Rire.)*

Je sais bien que l'Empereur Yao était mort depuis des siècles et que son Testament n'avait plus de signification concrète pour les descendants des premiers Adamites. Mais Moïse avait su tourner les difficultés et jeter les bases d'une Religion abstraite tout aussi efficace qu'un pacte d'alliance avec une individualité définie.., Au reste Jéhovah n'a jamais cessé d'être quelqu'un. Le Dieu a bénéficié de son origine humaine. Ce fut toujours une *personne vivante* que les prophètes continuèrent à opposer aux idoles de Bois et de Métal. — Tout le monde est d'accord sur ce point.

§. — Mais le témoignage impartial de la Bible est là: Israël a violé de toutes ses forces la Loi de Sélection; il a épargné les Chananéens; il a connu leurs filles... Il a payé cher ce plaisir, plus cher que le prix.

Rien que cela est une faute grave pour Israël! *(Rires, bravos et applaudissements)*.

Eh oui! Messieurs, je reproche aux Israélites leur générosité intempestive! Voyez combien ils ont été inconséquents: à l'époque où il était bon, indispensable d'éviter la promiscuité, ils ne l'évitèrent pas. Plus tard, en face des peuples Aryans, où il eut été bon et excellent pour eux de se croiser tant et plus, ils posent pour les hommes intransigeants qui refusent toute *mésalliance*. Ils n'avaient pourtant qu'à y gagner alors. Leur arrogance est tellement absurde que, pour nous goÿm de la dernière heure, il nous resterait cette fière réponse : « Vous étiez la première aristocratie du monde... Vous n'êtes plus que l'opprobre du genre humain ! Vous avez pris le virus Chananéen et vous l'avez répandu dans tout l'Univers. A nous donc de reprendre par la base l'œuvre que vous avez si lâchement abandonnée ! Vous étiez les fondateurs qualifiés de la *Ligue anti-chamite* ; vous avez trahi... Voilà pourquoi nous avons fondé, à notre tour, une *Ligue antisémite*. Le mot est incorrect, mais l'idée est juste ! » *(Mouvement et agitation, dans l'auditoire. Bousculades. Coups de poings. Rires. Sifflets. Tumulte.)*

. . . .

. . . .

§. — **CONCLUSIONS**. — Vous savez pourtant bien, Messieurs, que cette conférence sera suivie d'une discussion franche et loyale. Je donnerai la parole à tout le monde et je répondrai au moins quelques mots à chaque interlocureur. Je vous prie donc de me donner encore cinq minutes pour résumer... et calmer notre thèse. *(Bravo.)*

Nous avions commencé de la façon la plus innocente à distinguer dans le vocabulaire anthropologique, les *Metis*, les *Mulâtres* et les *Zambaïgos*.

Nous avons montré que le mulâtrage de la race blanche avait produit, entre autres races célèbres, les quatre castes Hindoues et les Parias-bohémiens, *Tchandalas*, *Tchinganes*, *Tziganes*, *Zigeuner*, *Gitanos*... etc. — Ce paragraphe n'a soulevé aucune manifestation désagréable. Nous avons ensuite parlé des métissages et de l'origine possible, sinon probable, de la race adamitique.

Ce sujet beaucoup plus brulant a néanmoins été écouté avec retenue.

Mais, lorsque nous avons abordé le problème Kénanéen ; lorsque, nous autorisant de la Bible elle-même, nous avons voulu faire chorus avec les *vrais Juifs* (?), nous avons senti dans l'auditoire surgir un malentendu tragique...

Eh bien ! Messieurs, laissez-moi vous dire que je n'ai jamais essuyé de pareil revers... Je connais le Public des Conférences. J'ai dans la cervelle toutes les formules banales de l'excitation et de l'apaisement des foules... *Je connais mon métier, Messieurs, je le connais bien !* (Bravo !!)

J'arriverais donc à échouer misérablement devant vous... et tout cela, parce que je me permets de vous dire ce que chacun de vous peut contrôler personnellement, savoir :

1° Que les douze tribus d'Israël, au lieu de se substituer aux onze tribus de Chanaan, se sont superposées trop docilement à ces tribus.

2° Que la conquête de la Palestine, figurée sur cette carte *(le conférencier indique un grand tableau suspendu au mur)* vous montre clairement cette superposition Hebræo-Chananéenne.

3° Que les Israélites actuels sont les descendants *barcinos* ou triples Métis des Hébræo-Chananéens de l'Époque des Juges :

4° Que nous autres Aryas, nous reprenons instinctivement, sous la rubrique de Ligue anti-sémitique, une lutte vieille de 5000 ans et que les Juifs instruits reconnaîtront de bonne foi comme étant au fond une Ligue anti-chamite ou anti-chananéenne.

Si je ne me suis pas fait comprendre, à titre de conférencier, je descends de cette tribune et je me fais fort de répondre aux objections de l'auditoire. Mes répliques vaudront probablement mieux que mon sermon monologue ?

Tel brille au second rang, qui s'éclipse au premier.

(Salve d'applaudissements.)

LE VICOMTE BRALLDA, *Président d'honneur.* — Je donnerai d'abord la parole à M. Mayer qui me fait des signes désespérés. Quant à moi, je tâcherai de placer aussi un mot, plus tard !

M. MAYER. — Je ne fais pas de signes désespérés... Au contraire... (*Rires.*)

Je veux simplement me rapprocher du bureau pour voir la carte polychrome de la Palestine. Avant d'y retourner, j'ai bien le droit de prendre connaissance des lieux ! (*Bruyante explosion.*)

LE PRÉSIDENT. — Prendrez-vous la parole ?

M. MAYER. — Oui, mais pas tout de suite.

M. BEN-JONAS. — Je suis ici le représentant d'un groupe — je ne dis pas d'un Syndicat ! — d'un groupe Néo-Israëlite, juif, si vous voulez.

Nous estimons que le moment est venu de rompre toute solidarité avec je ne sais quels coréligionnaires cosmopolites qui sont à la tête de toutes les agitations européennes, et qui semblent même avoir pris à tâche d'abaisser la France ! (*Très bien ! très bien ! continuez.*)

Je n'ai pas besoin, comme M. Mayer, de consulter la carte de Palestine.

Je la connais par cœur et je n'ai nullement envie d'émigrer dans cette région... La Terre Promise, ce n'est pas celle de Kénâan, c'est celle de Vercingétorix, de Clovis, de Charlemagne, de Henri IV, et de la Révolution française. *(Bruits divers.)*

M. DE LA CIUDAD HERBOSA. — Comment l'entendez-vous ?

M. BEN-JONAS. — Dans le sens le plus étroitement francophile.

M. LE PRÉSIDENT. — L'incident est clos.

M. MAYER, *revenant à sa place.* — Cette carte géographique est accablante pour les Israélites !! Je demande au Dr Sogolo où il veut en venir ? *(Sifflets et bruits dans la salle.)*

M DE ZAVOÏCO. — Cette carte a été dressée par moi-même, Monsieur, et je vais vous l'expliquer tout du long, si l'assistance y trouve quelque intérêt... *(Parlez ! Parlez !)*

Je suis parti de ce principe : De même que le territoire français était autrefois divisé en petites localités, puis ensuite en provinces, puis finalement en départements administratifs ; et comme il était très utile de connaître la succession de ces divisions pour comprendre la France actuelle ; de même la Judée, me suis-je dit, n'est compréhensible que par la répartition antérieure des Royaumes d'Israël et de Juda, puis (en remontant le courant) par le partage en douze tribus, puis en deçà des temps hébraïques par l'occupation des Kénanéens et même des pré-Kénanéens. Suis-je dans le vrai ? *(Bravo ! Bravo !)*

Les traditions les plus vieilles sont relatives aux *Néfilim*, *Emim*, *Refaïm*, *Zouzim*, *Zomzommim* et aux *Enakim*... races gigantesques et semi-fabuleuses (?) à moins d'en faire les (+++) de Robur Lanão. Les *Phérézéens*, les *Cénézéens*, les *Horréens* et les *Philistins* viennent immédiatement à leur suite, sinon sur le même plan.

Les onze Tribus chananéennes répondent assez curieusement à ces dix peuples, à ces onze peuples (même ?) — Car les Philistins et les Caphtorins sont frères et issus des *Phetrusim* et des *Chasluim*, intermédiaires entre les Egyptiens et les Kénanéens proprement dits. — Voici la liste canonique des onze Tribus :

« *Sidon*, *Héthéus*, *Jébuséus*, *Amorrhéus*, *Gergéséus*,
» *Hévéus*, *Aracéus*, *Sinéus*, *Aradius*, *Samaréus* et *Ama-*
» *théus*. »

Or, il est bon de remarquer que les Thérachites allophyles, non israélites, arrivèrent un peu plus tard dans la région et y abandonnèrent des rameaux, tels que les Ammonites et les Moabites, d'une part (descendants de Loth) et les Amalécites, Edomites, Nabathéens, Ismaëlites et Madianites, d'autre part (descendants d'Abraham). Vous voyez, Messieurs, dans quel océan de nations et de races allaient être noyées les douze Tribus de Jacob ? *(Applaudissements).*

M. L'ABBÉ MITON. — Je proteste contre cette dernière insinuation... M. de Zavoïco, qui est très érudit, devrait savoir que, à part les onze Kénanéens et les deux Chamites Phétrusim-Chasluim, tous les autres sont de véritables Semites, soit Araméens, soit Térachites. Cela fait en somme vingt-huit contre treize.

M. ZAVOÏCO. — Vous oubliez deux choses, Monsieur l'abbé ! La première, c'est que la genèse se borne à mentionner les quatre fils d'Aram et ne nous dit rien du tout des Enfants de *Us*, dont vous supposez très gratuitement issus les premiers habitants de la Terre Promise. La seconde, c'est que les Térachites qui ont dévié de la lignée *Abraham-Isaac-Jacob* furent précisément exclus du **Herd-book** ou du **Stud-book**, comme vous voudrez l'entendre... ! (*Rires et bravos*).

M. Miron. — Alors c'est bon... ou plutôt c'est pitoyable pour Jacob !

M. Mayer. — C'est bien ce que j'ai eu l'honneur de vous dire.

M. Zavoïco. — Pitoyable ou non, le fait est sous vos yeux. Vous voyez bien que, quand Israël entra dans la Terre Promise, plus rien n'y célébrait leurs ancêtres... en dépit de l'ingénieuse syllepse de Bossuet.

D'ailleurs la Bible est encore plus terrible que moi! (*Rires nombreux.*) Elle nous avoue avec indignation que les enfants d'Israël ne voulurent point exterminer ceux de Gessuri et de Machati, de sorte que ces Raphaïtes, ces Gergéséens et Hevéens ont bien des chances de reparaître sous les traits de Manassé et de Nephtali. Voyez la Carte. — Ce n'est pas fini. Manassé, dans sa demi-tribu occidentale, laisse subsister les Samaréens et ose frayer avec eux. Conclusion : Tous les enfants de Manassé sont suspects ! — Ephraïm épargne les Hévéens. Benjamin épargne les Jébuséens. Nephtali ménage les Amathéens. Azer n'extermine point les Amathéens, ni les Sidoniens. Tous ces gens d'Azer sont phénicisés au suprême degré. Ce sont probablement les ancêtres des Anglais ! (*Rires bruyants.*)

Zabulon s'infecte autant que Azer.

Ephraïm épargne également les Samaréens, les Jébuséens et les Hévéens.

Enfin Juda échoue devant la plupart des Amorrhéens, des Hethéens, des Aradiens, des Horrhéens; pendant que Dan échoue devant les Philistins, malgré Samson, ou plutôt un peu grâce à sa faiblesse pour le beau sexe philistin. (*Rires.*)

La voilà donc, Messieurs, cette pseudo-conquête du pays de Kénaan! Cette carte n'est pas de mon invention, croyez-le bien. Elle rend la lecture de faits plus commode. Voilà tout. (*Applaudissements.*)

M. Raoul Baron : — Mon voisin vient de me dire à l'oreille que tout cela ne prouve pas grand'chose! Voulez-vous me permettre de répondre tout haut?

Le Président. — Je pense que nous ne pouvons tous qu'y gagner.

M. Mayer. — Y gagner le coup du Lapin!

M. R. Baron. — Si M. Mayer se figure que je suis de mauvaise foi, je ne parlerai pas. (*Bruit.*)

M. Mayer. — Je ne dis pas que vous êtes de mauvaise foi... Je ne le pense pas davantage... Mais je sais d'avance ce que vous allez nous dire.

Le Président. — Eh bien! Dites-le donc?

M. Mayer. — Oh! non... par exemple. C'est déjà assez pour moi de l'entendre... Si vous voulez me le faire dire, ce sera le comble! (*Explosion de rires dans la salle.*)

M. Ben Jonas. — Vous avez tort, mon cher ami. Vous avez mille fois tort.

M. Mayer, *se fâchant.* — Ah! j'ai tort...? j'ai tort d'être mécontent des épigrammes qu'on me lance de tous côtés? Soit. Je parlerai et je me soulagerai enfin. Messieurs, je suis propriétaire d'un gros nez busqué, épaissi par le bout... J'ai des oreilles canailles, de grands pieds et des doigts en massue... J'ai des cheveux un peu trop frisés, le teint pas très clair. Cela ne serait rien encore : J'ai des instincts un peu grossiers... que voulez-vous que j'y fasse ? Ce n'est pas ma faute.... J'ai gagné ma fortune dans la boucherie. Je ne suis pas un Roi de Bavière... J'aime mieux les Folies Bergères que les Folies Wagneriennes ! Par dessus le marché, je suis Israélite, comme mon père et ma mère... ou plutôt il paraît que je me suis trompé et que je ne suis qu'un Kénanéen. Alors exterminez-moi ! Mais prenez vos précautions et mettez-vous au moins quatre ou cinq... (*Rumeur.*)

Le Président. — Je crois que vous divaguez, M. Mayer ? Nous ne voulons exterminer personne... à la condition que nos adversaires soient aussi pacifiques que nous. (*Très bien !*)

M. R. Baron. — Je suis absolument désolé de constater ce désaccord entre les bouchers et les zootechniciens ! Si j'avais pu parler à mon tour, ce malentendu regrettable ne se fût pas produit.

M. Mayer. — Vous êtes l'inspirateur immédiat de toute cette Ligue anti-chananéenne. Je vous considère comme un ennemi.

M. R. Baron. — Je ne vous répondrai pas ; mais je répondrai à l'objection sérieuse que l'on vient de me confier. On me disait ceci : Aucun peuple vainqueur, pas plus les Hébreux que les autres, n'a jamais pu exterminer complètement les vaincus... même en se mettant quatre ou cinq contre un ! La superposition et la pénétration sont la Loi naturelle, ici comme en géologie, où la stratification et le métamorphisme servent de clefs à tous les savants.

Sous le sol d'une petite province turque de nos jours, vous retrouverez successivement, en creusant :

1° La Terre Sainte des croisades ;

2° Les Judées arabe, romaine, macédonienne et perse ;

3° Les Royaumes de Juda et d'Israël ;

4° Les Etats de Salomon et de David ;

5° La Terre Promise partagée en ses douze tribus ;

6° La véritable Palestine des Palestins, et la Terre de Chanaan ;

7° Enfin, dans la période légendaire, le Pays des Enakim et autres géants...

Mais les Palestins n'exterminèrent point les Fils d'Enak ; les Kénânéens se mélangèrent aux Philistins et aux Enakim... et ainsi de suite. » — Voilà ce qu'on me disait tout à l'heure.

M. LE MARQUIS DE CALVELLIS, — Comme à l'ordinaire, mon cher professeur, vous faites parler les objections en leur donnant un prestige décuple !

Je ne suis pas de l'avis de M. Mayer, moi, et je pense que les Zootechniciens ont parfois des idées fort lumineuses, surtout pour conduire une discussion contradictoire. En vous disant à l'oreille que la carte dressée par M. de Zavoïco ne prouve pas grand'chose, je voulais vous faire entendre que le reproche adressé aux Hébreux pourrait être adressé à tous les humains qui sont venus s'établir sur un sol déjà occupé par d'autres humains.

Si la boucherie kénâanéenne, conseillée par Sabaoth, eût été suivie à la lettre, M. Mayer ne viendrait pas se vanter aujourd'hui d'avoir gagné une fortune en vendant de la viande *Kascher* à une nombreuse et riche clientèle israëlite... (*Rires.*)

Mais, en dehors de cette boutade innocente, je partage les idées de M. R. Baron sur l'Elevage :

Il y a de bons croisements, il y en de mauvais. Et, certes, la Chananéisation des Beni-Israël fut une erreur aussi funeste que l'introduction des Mérinos dans le troupeau de la Charmoise !

J'ajouterai, que si sous cette forme très modérée, on ne peut plus dire aux gens ce que l'on pense, il sera désormais écrit que certaines questions d'anthropologie, d'histoire et de géographie rétrospective sont trop désagréables aux notables commerçants, pour continuer à faire partie des sciences contemporaines. Ce sera humiliant pour l'humanité, pour la France et pour la Philosophie... Mais cela prouvera une fois de plus qu'on a toujours tort d'être en avance sur son siècle, ce siècle s'appelât-il le Siècle des Lumières ! (*Applaudissements*).

Dr Sogolo. — Vous manifestez, Messieurs, votre sympathie pour le brillant orateur que vous venez d'entendre, et vous avez bien raison... Toutefois le marquis de Calvelin, j'en suis sûr, serait tout le premier désolé, si nous nous retirions sur cette pensée ironique et amère qui lui a été inspirée par la parole violente d'un homme venant dire, dans une société de gens instruits et bien élevés qu'il faut nous mettre quatre ou cinq contre lui pour l'exterminer ! Cet homme a donc oublié la jolie petite histoire où un colosse nommé Goliath et ignorant absolument la *guerre de la fronde* fut vaincu et décapité par un jeune berger pas plus grand que moi... ? Nous savons tous, d'ailleurs, que le tout se réduit à un symbole dépourvu d'allusion sanguinaire.

M. Mayer. — Allons ! Pas tant d'histoires... Je retire le mot.

Dr Sogolo. — Et je vous en félicite, M. Mayer. Car j'étais sur le point de vous rassurer publiquement en disant : à quoi bon exterminer un homme qui se suicide ?

M. Mayer. — N'insistez pas. Laissez-moi m'en aller tranquillement.

Dr Sogolo. — Oui, bien sûr... Mais pour pénitence, vous ferez attention aux principaux personnages que vous rencontrerez dans la rue, en moins d'un quart d'heure. Tenez ? En voici déjà trois qui vont passer sous le bec de gaz, et qui représentent le trio Gambetta-Reinach-Porgès. — Drumond disait jadis : « C'est Ephraïm ! » Votre ennemi Baron ajoute : Ephraïm et Manassé correspondent aux Beni-Youssouf, aux intellectuels de la famille de Jacob. Quand ils sont ratés, ils retombent au type chananéen de Gaser. Ces faux enfants de Joseph perdent la leptorhinie de Rachel pour prendre la pachyrhinie des Sichemites anté-hebraïques, des Samaritaines samaréennes de la vieille Terre de Chanaan.

Un peu plus loin, M. Mayer rencontrera un homme noir et velu. — Drumond avait dit : « C'est Camondo, de la Tribu de Jacob. » — Baron ajoute : C'est un Jébuséen, que les Benjaminites infidèles ont eu le tort d'épargner. — Quant à la Tribu de Jacob... (?) C'est certainement une faute d'impression que l'auteur de la *France Juive* a eu le tort de ne pas corriger... (*Rires.*)

M. Mayer, en traversant la chaussée, pour échapper à cette vision, croisera un Henri Aron quelconque aux yeux striés de filaments rouges... Drumont veut quand même placer son mot et soutenir que la Tribu de Zabulon n'est pas loin d'ici... (?) — « Ça doit être, dit Baron, un Amathéen qui nous est venu par le canal Saint-Georges. » — (Voy. carte des Iles Britanniques. *By appointment*. Pas de fausse réclame. S. G. D. G. etc...)

M. Mayer. — A la bonne heure ! (*Applaudissements. Une voix : A bas John Bull ! Mort aux Anglais !*)

Le Président. — Silence, Messieurs. Pensons y toujours. N'en parlons jamais.

Dr Sogolo. — M. Mayer, en retraversant la chaussée, pour échapper à la *ré-vision*... (à la révision en deux mots) se heurte à un groupe de pâles esthètes d'une blancheur inquiétante... Le fantôme de Drumond les poursuit et nous crie : Ce sont les petits frères de la Kaulla, les rejetons de la vraie Juive judéenne ! Baron rectifie : Non pas. Ce sont les petits amis des quatre ou cinq types d'affreux Kénäanéens qui bordaient la mer morte et qui sont tombés dedans ! (*Très bien !*)

Avant de rentrer vous coucher, M. Mayer, je parie que vous apercevrez enfin une petite tête chafouine de ministre en retraite... — « Diable ! » murmure Drumond, « C'est Simon ». — Ah bah ? C'est donc pour cela qu'il a été ministre de la marine ? Car Simon est un usurpateur : Il n'est nullement de la tribu de *Siméon*.

M. de Zavoïco. — Il est de la tribu d'Azer, voisine des Sidoniens navigateurs... — sans compter que Jacob avait annoncé prophétiquement que *le Pain d'Azer serait excellent et que les Rois y trouveraient leurs délices !*

Dr Sogolo. — Vous voyez, Messieurs, que l'on finit toujours par rencontrer sur les grands boulevards tous les éléments précieux d'un voyage *Londres-Jérusalem.*

M. le Président. — La Séance est levée.

(*Applaudissements unanimes.*)

Pour dépôt légal,
Chartres le 18 novembre 1898,
Le Directeur de l'Imprimerie

Chartres. — Imp. de l'Union agricole. — 1798-1098

www.ingramcontent.com/pod-product-compliance
Ingram Content Group UK Ltd.
Pitfield, Milton Keynes, MK11 3LW, UK
UKHW020216180726
13838UKWH00005B/2023

9 782329 346052